Wie Sie ohne Diaet schlank werden

Ausgabe April 2011, Alle Rechte bei © Gelder
http://www.IhrEbook.de - Rund 50 Werke des Autors
http://www.SoerenGelder.com
http://www.facebook.com/OnlineBusinessStart – Mehr als 4500 gefaellt's
http://www.twitter.com/gelder - Mehr als 55000 lesen's
http://SoerenGelder.blogspot.com – Der Blog des Autors
http://www.pinterest.com/gelder – Pin it!
http://www.youtube.com/user/kopierenundeinfuegen – Mehr als 200 Videos des Autors

Inhaltsverzeichnis

- Vorwort vom Autor
- 10 Gruende, um abzunehmen
- Wieso Diaeten nicht wirklich eine

Loesung zum dauerhaften abnehmen sind
- Wieso Diaeten Ihre Haut altern lassen und Ihr Leben verkuerzen
- Wieso Diaeten Sie nach einiger Zeit noch fuelliger werden lassen, als Sie sowieso schon waren/sind (Jo-Jo Effekt)
- Wieso Sie eine Loesung anwenden sollten, die wirklich hilft (ohne auf etwas verzichten zu muessen)
- Wie Sie Ihre alten (gewohnten) Handlungen einstellen und Sie sich davon abhalten staendig zum Suessigkeiten-Regal zu greifen
- Wie wir Sie auf "dauerhaft schlank" programmieren werden
– 10 Saetze, die Sie sich unbedingt merken sollten, um erst abzunehmen und dann dauerhaft schlank zu bleiben

- Vorwort vom Autor

Dieser Ratgeber ist deshalb entstanden,
weil ich mich seit Jahren wundere,
weshalb die meisten fettleibigen
Menschen sich meistens zum Jahresende

fuer das neue Jahr immer vornehmen, dass Sie abnehmen wollen. Diese starten dann mit einer Diaet, was heisst, dass Sie starten weniger zu essen und meistens weniger Fett und mehr Eiweisse zu sich nehmen. Wenn ich Sie dann nach 2-4 Monaten wieder traf, waren Sie meistens entweder genauso fettleibig oder sogar noch runder als Sie zuvor schon waren. Woran liegt das?

Das will ich Ihnen in diesem Ratgeber erklaeren und Sie darueber aufklaeren, wie Sie es besser machen, ohne auf etwas verzichten zu muessen.

Es ist ganz einfach, Sie muessen nur wollen.

Der Wille ist der erste Schritt zur Besserung und zur Veraenderung Ihrer derzeitigen physischen Beschaffenheit.

Wenn Sie alle Schritte konzentriert in diesem Ebook verfolgen und auch ausfuehren, werden Sie sich nicht nur wohler in Ihrer Haut fuehlen, sondern sich auch fitter und mit mehr Kraft und Power fuehlen.

Und das strahlen Sie dann auf Ihre Umwelt aus und diese nimmt Sie dann bewusst als einen besseren Menschen wahr.

Ich wuensche Ihnen nun viel Spass mit meinen Ausfuehrungen und ich wuensche Ihnen ebenso, dass Sie das Gewicht erreichen, welches Sie sich vorstellen. Dauerhaft.

Hiermit wird es moeglich werden.

Herzlichst, Gelder

- 10 Gruende, um abzunehmen

Die meisten Menschen wollen abnehmen, weil Sie sich in Ihrer Haut nicht wohlfuehlen. Sie kommen nicht schneller voran, Sie koennen im Aufzug nicht mehr mit einsteigen, weil das zulaessige Gesamtgewicht sonst ueberschritten wird, da schon 4 Leute vor Ihnen im Aufzug sind, Sie finden keine passende Kleidung, Sie transperieren schneller, dadurch benoetigen Sie haeufiger Parfuem, Sie wissen von Sport nur, dass es im 1. Kanal im TV von Frueh bis Abends kommt.

Es gibt genuegend andere Gruende, die 10 wichtigsten will ich Ihnen aufschreiben:

1. Je schlanker, desto fitter werden Sie sich fuehlen

2. Ihr innerer Koerper wird gereinigt werden

3. Sie wirken auf die meisten Menschen attraktiver auf den 1. Blick

4. Sie muessen nicht mehr wegen Kleinigkeiten (Bluthochdruck) zum Arzt

5. Sie schaffen es auch ohne eine Pause, den 10. Stock im Hochhaus per

Wendeltreppe zu erreichen

6. Sie erhalten wieder mehr Einladungen von Maennern zu einem Restaurantbesuch

7. Sie werden garantiert aelter als Ihre fettleibigen Mitmenschen

8. Sie werden mental ein besserer Mensch mit unseren Methoden

9. Ihre Cholesterin Werte sind von Natur aus sehr viel niedriger als die von fettleibigen Leuten

10. Insgesamt haben Sie ueberall im Leben bessere Chancen als nicht beleibter Mensch, da Sie von Natur aus attraktiver auf Ihre Mitmenschen wirken

- Wieso Diaeten nicht wirklich eine Loesung zum dauerhaften abnehmen sind

Diaeten sind dazu da, um Sie im Grunde genommen noch mehr von all den

Lebensmitteln, die Sie bereits zu sich nehmen, „abhaengig" zu machen.

Denn Diaeten entziehem Ihrem Koerper wichtige Bestandteile Ihrer Nahrung, die Sie bereits seit Jahren zu sich nehmen.

Eine Diaet kann daher niemals dauerhaften Erfolg bringen, ausschliesslich kurzen Erfolg.

Um dauerhaft schlank zu bleiben, gibt es einen sehr viel einfacheren Weg, bei dem Sie auf nichts verzichten muessen.

Dieser Weg wird Ihnen gleich erklaert.

Diaeten haben meistens mit Eiweissen zu tun, die Sie zu sich nehmen und das dann in verstaerkter Form. Und das kann nicht gut fuer den Koerper sein, denn dieser ist es nicht gewohnt soviel Eiweiss zu erhalten.

Fuer den ersten Moment nehmen Sie ab, da Sie weniger Fett zufuehren, aber der Koerper speichert ab, dass er etwas vermisst: Das Fett.

Verzichten Sie nicht darauf.

Ebenso gibt es Kohlenhydrate-Diaeten, die Sie ebenso nur fuer einige Wochen befriedigen werden.

Genau so, wie die Eiweiss Diaet, legt es die Kohlenhydrate Diaet darauf an, dass Sie Ihrem Koerper Naehrstoffe entziehen, wenn Sie sich nur auf eine spezielle Diaet konzentrieren. Der Koerper hat jedoch seit Jahren ein Essprogramm von Ihnen erhalten, dass er nicht so einfach aufgeben wird.

Es ist daher wichtig, dass Sie Ihrem Koerper immer genuegend von allem geben und sich niemals nur auf eine spezielle Ernaehrung konzentrieren. Und mit unserer Methode wird das moeglich sein. Dazu gleich mehr.

Nochmals: Haende weg von allen moeglichen Diaeten, die Ihnen besonders die Frauenzeitschriften auf Ihren Titelseiten verkaufen wollen (meistens sind diese sowieso von irgendwelchen Supermarktketten oder besseren Restaurants gesponsert, bei dem die Zeitschrift den Auftrag hat, den Umsatz dort anzukurbeln).

- Wieso Diaeten Ihre Haut altern lassen und Ihr Leben verkuerzen

Diaeten sind dazu da, um Ihrem Koerper wichtige Elemente zu entziehen, auf die Ihr Koerper jedoch besser nicht verzichten sollte.

Da Diaeten wenig bis gar kein Fett auf dem Speiseplan haben, sind diese fuer Ihre Haut wie 1 Stunde ohne Sonnenschutz.

Wichtige Fluessigkeiten werden nicht produziert.

Sie kennen mit Sicherheit 100 verschiedene Diaeten und alle (zu 99,99%) werden Ihnen vorschlagen, dass Sie kein Fett zu sich nehmen sollten, jedoch mehr Eiweiss.

Das ist Gift fuer Ihren Koerper.

Durch die Durchfuehrung der verschiedensten Diaeten katapultieren Sie sich zudem in die Riege der Leute, die eine niedrige Lebenserwartung haben werden.

Denn Verzicht auf wichtige Mineralstoffe, die Ihnen Eiweiss nicht liefert foerdert den Zellabbau und laesst diese schneller altern.

Ihre Haut schrumpft schneller (auch ohne,

dass Sie eine Raucherin/Raucher sind) und die Wahrscheinlichkeit laenger zu leben als Mitmenschen mit dem gleichen Geburtsjahrgang ist um 80% geringer. Dem koennen Sie jedoch entgegenkommen. Mit unserer Methode. Die gleich folgen wird.

- Wieso Diaeten Sie nach einiger Zeit noch fuelliger werden lassen, als Sie sowieso schon waren/sind (Jo-Jo Effekt) Diaeten haben einen sehr, sehr negativen Nebeneffekt. Sie lassen Sie nach 2-4

Wochen um einige Pfund abnehmen, jedoch fordert der Koerper das zurueck, was er waehrend der Diaet nicht erhielt. Und das sehr schnell.

Das Ergebnis ist meistens ein noch fuelligerer Koerper, als den, den Sie sowieso schon haben.

Wie schon in den vorangegangen Zeilen geschrieben, bewirken Diaeten, dass Sie Ihrem Koerper wichtige Naehrstoffe, vor allen Dingen Fett, entziehen.

Sie werden sich nicht immer von Eiweiss Drinks und Saeften ernaehren koennen, schon deshalb nicht, weil Sie sich dadurch an den Rand der Gesellschaft katapultieren (oder wie werden Kollegen bei einem Geschaeftsessen reagieren, wenn Sie nur 3 Saefte und 1 Ei ordern...).

Das heisst also, dass Sie nach einer gewissen Zeit so den „Hals voll" haben werden von den sogenannten

Gesundheitsdrinks und dem „Niedrig Kalorien"
Essen, dass Sie einen derartigen Heisshunger bekommen werden, bei dem Sie alles verschlingen und kaufen werden, was Ihnen vor die Augen kommt.
Den Effekt kennen Sie. Sie sind noch fuelliger als vor Ihrer so „tollen" Diaet. Und das ist es, was die Medien erreichen wollen. Sie kurbeln damit den Umsatz an und muessen sich wieder auf die Suche nach einer neuen Diaet machen.
Fuer Ihren Koeper ist das alles andere als gesund. Sie stressen den Koerper damit, dass Sie ihn von einem Extrem (Fett) zu einem anderem Extrem (Diaet) durch Ihre Nahrungsaufnahme fuehren.
Dieser weiss nicht mehr wirklich, was denn nun fuer ihn gut ist, da Sie ihn in 2 Extreme stuerzen.
Der Jo-Jo Effekt wird somit ein

Bestandteil Ihres Lebens und Sie merken
es nicht.
Schluss damit!
Tun Sie Ihrem Koeper und damit Ihrem
Wohlbefinden nicht diesen miesen
Marathon von Diaet zu „unbaendigem
Fressorgien" an. Er hat es nicht verdient.

**- Wieso Sie eine Loesung anwenden
sollten, die wirklich hilft (ohne auf etwas
verzichten zu muessen)**
Nun wissen Sie die auesserst negativen
Seiten einer Diaet und wissen nicht, was

Sie denn nun richtig machen sollten, um dauerhaft schlank zu werden und dabei Ihrem Koerper allen wichtigen Naehrstoffe zufuegen, die dieser benoetigt.

Wir haben die Loesung.

Diese lautet Autosuggestion und Visualisierung.

Zunaechst will ich Ihnen mitteilen, dass Sie weiterhin das Essen sollten, was Sie sowieso jeden Tag essen und das ohne Ausnahme.

Essen Sie fettes Essen, essen Sie Eier (es koennen auch 3 am Tag sein und essen Sie unbedingt auch das Eigelb), essen Sie fettes Fleisch, trinken Sie ein Glas Alkohol (es kann auch hochprozentiger Alkohol sein).

Verzichten Sie auf NICHTS!

Sie fragen sich nun eventuell: "Wenn ich nichts aendere, wie soll ich dann abnehmen?"

Berechtigte Frage. Die Antwort ist unsere Loesung.

Dadurch, dass Sie nichts aendern, wird Ihrem Koerper nichts entzogen, woran er sich gewoehnt hat.

Visualisieren Sie, wie Sie sich auf eine Waage stellen und anstatt 95kg wiegen nur noch 75kg wiegen (als Mann). Als Frau visulisieren Sie, dass Ihre Waage als Resultat, nachdem Sie sich auf Sie gestellt haben, 59 kg anstatt 75 kg wiegen (abhaengig von Ihrer Groesse).

Das Gehirn wird Sie automatisch zu diesem Ergebnis bringen ohne, dass Sie Ihre Essgewohnheiten eingestellt haben.

Sie werden unterbewusst gar nicht merken, dass Sie automatisch weniger von all dem essen, von dem Essen, dass Sie zu sich nehmen.

Das heisst, dass weniger mehr ist. Was

widerum heisst, dass Sie viel weniger essen werden, ohne es zu merken und somit automatisch abnehmen werden.
Das wird jedoch fuer Sie fuer den Anfang nicht reichen.
Es gehoert mehr dazu.
Daher habe ich fuer Sie ein 10 Schritte Programm am Ende dieses Ebooks geschrieben, welches Sie unbedingt beherzigen sollten, wenn Sie dauerhaft abnehmen wollen.
Zunaechst ist es wichtig, dass Sie wissen, dass Sie weiterhin das machen, was Sie sowieso schon immer machten und sich dabei visualisieren, dass Ihre Waage Ihnen Ihr Wunschgewicht anzeigt und das immer.
Sie sind damit auf dem besten Weg zur dauerhaften schlanken attraktiven Figur.

- Wie Sie Ihre alten (gewohnten) Handlungen einstellen und Sie sich davon abhalten staendig zum Suessigkeiten-Regal zu greifen

Wenn Sie nun soweit sind, dass Sie

abgenommen haben, ohne dass Sie es gar nicht merken, dass Sie irgend etwas veraendert haben, dann koennen Sie nun einen Schritt weiter gehen.

Ich empfahl Ihnen Schokolade zu essen und Suessigkeiten, da das fast jeder macht und da diese auch sehr gut schmecken. Wir wissen jedoch, dass Zucker in der Schokolade nicht gesund ist und Sie dicker werden laesst und zudem Zucker fuer die Volkskrankheit Diabetis zustaendig ist.

Um diesen Konsum nun einzustellen, bzw. ihn weniger werden zu lassen, ist es wichtig, dass Sie mit Schokolade und Torte gleichzeitig den Begriff Obst in Ihr Hirn bringen.

Das funktioniert folgendermassen:
Sie gehen in den Supermarkt und sehen den neuen Riegel XY-Schokolade. Sobald Sie ihn sehen, denken Sie jedoch an Apfel,

Mandarine, Orange, Melone und andere Obstsorten. Am besten nehmen Sie einen Apfel, da dieser in allen Supermaerkten angeboten wird. Anstatt dann zum Schokoriegel XY zu greifen und diesem mit einem ueberlegendem Laecheln das Gesicht abwenden, greifen Sie daneben zum Apfel.

Und das Gleiche machen Sie, wenn Sie zum „Kaffee" bei Freunden eingeladen werden. Vor Ihnen stehen 2-3 Torten, da diese die anderen Freundinnen mitgebracht haben. Sie bringen natuerlich keine Torte oder einen Kuchen mit, sondern Obst.

Ihre Freundinnen werden es Ihnen danken und es respektieren. Eventuell wird sogar der Obstteller schneller leer sein als all die Torten und Kuchenstuecke.

- Wie wir Sie auf "dauerhaft schlank" programmieren werden

Um dauerhaft schlank zu bleiben, merken Sie sich immer Ihr Wunschgewicht und visualisieren Sie diese Zahl auf Ihrer

Waage. Ihr Unterbewusstsein wird Sie automatisch auf diese Zahl bringen. Es geht gar nicht anders.

Das sollten Sie mindestens 3 mal pro Tag machen. Schreiben Sie sich einen Zettel mit Ihrem Wunschgewicht, nehmen Sie Ihre Stimme mit Ihrem Idealgewicht auf Ihrem Mobilgeraet (Handy) auf und verwenden Sie sie als Erinnerung fuer Termine oder als Klingelton.

So werden Sie Ihr Gehirn immer auf diese Zahl programmieren und dauerhaft Erfolg haben und schlank bleiben.

Zudem ist es wichtig, dass Sie immer das Heute benutzen, wenn Sie visualisieren, bzw. audiosuggerieren. Das heisst konkret, dass Sie nicht in die Zukunft visualisieren sollen, sondern Ihr Gehirn darauf programmieren sollen, dass Sie bereits heute Ihr Wunschgewicht haben und das Gehirn wird schneller daran glauben und das Ergebnis wird schneller eintreffen. Merken Sie sich Visualisierung und Autosuggestion und wenden Sie diese mindestens 3 mal pro Tag an und essen Sie weiterhin was Sie wollen! Ohne es zu merken, werden Sie schneller als Sie denken schlank werden und bleiben.

- 10 Saetze, die Sie sich unbedingt merken sollten, um erst abzunehmen und dann dauerhaft schlank zu bleiben

Jetzt folgen sie wichtigsten Saetze, die Sie

sich immer suggerieren sollten. Notieren Sie sich wieder diese Saetze oder nehmen Sie sie auf, um diese mindestens 3 mal am Tag zu hoeren.

Es sind Ihre 10 Gebote zum dauerhaften Schlank sein und bleiben:

1.Ich bin bereits schlank

2. Ich habe mein Idealgewicht von XY kg und behalte dieses Gewicht dauerhaft

3. Massenmedien-Diaetluegen habe ich durchschaut und wende diese nicht mehr an, um abzunehmen

4. Ich visualisiere taeglich 3 mal mein Idealgewicht

5. Ich esse weiterhin was ich will und aendere nicht meine Ernaehrungsgewohneiten, ausser auf Suessigkeiten verzichte ich

6. Ich hoere mir mindestens 3 mal pro Tag an, wie mein Idealgewicht ist

7. Ich weiss, dass es funktioniert und lasse mich nicht durch Freunde beeinflussen

8. Wenn ich einen Schokoriegel oder ein Stueck Kuchen/Torte sehe, dann denke ich automatisch an Obst und kaufe es

9. Ich starte jeden Tag mit einem gewinnenden Laecheln, das mich daran erinnert, wie schnell ich gelernt habe, richtig und dauerhaft schlank zu werden

10. Ich starte sofort bei Punkt 1 und verinnerliche mir alle 10 Punkte, indem ich diese aufschreibe, bzw. mir anhoere.

http://www.youtube.com/kopierenundeinfuegen